VIDA DE FE

Testimonio Cristiano

LUCÍA LARCHER

CRÉDITOS

Título Original: Vida de fe, testimonio cristiano.

Autor: Lucía Larcher.

Diseño de portada: Javier Denia Mondejar

Corrección: Masiel Ferreras.

I Edición.

© 2020 Lucía Larcher.

Queda terminantemente prohibida la copia parcial o total de esta obra, por cualquier medio o procedimiento, entiéndase la reprografía y el tratamiento informático, y la reproducción de ejemplares de ella durante alquiler o préstamo público, sin la previa autorización de los titulares del copyright.

CONTACTO CON LA AUTORA:

Facebook:

Elizabeth Martínez

Instagram:

Larcher_bs

Canal de YouTube:

Lucia Larcher

E-Mail:

luchayvive100pre@gmail.com

AGRADECIMIENTOS

En primer lugar, quiero dar Gloria a mi Dios, por permitirme plasmar en un libro algunas de sus bendiciones, y hacer de mis batallas algo positivo e inspirador. Escribir un libro había sido un proyecto que yo anhelaba realizar hace muchos años, pero me preguntaba si sería posible o si eran solo vanas ilusiones, hasta que un día mi amiga Masiel Ferreras me dijo: *"Creo que algún día voy a leer tu libro"*. Estas simples palabras me dieron la confianza en que sí era posible, porque otra persona también lo veía como un proyecto realizable. En muchas ocasiones, sus palabras me venían a la memoria y alimentaban mi anhelo. Gracias manita, por creer en cada una de mis locuras. También quiero agradecer a mi hija Hillary Jasmin por darme apoyo con sus palabras: *¡Yo sé que tú puedes mami!*

ÍNDICE

- EL COMIENZO DE UNA GRAN BATALLA............ 7
- EL ANTES Y EL DESPUÉS 11
- PÉRDIDA COMPLETA DE LA VOZ..................... 18
- PARÁLISIS FÍSICA... 21
- CUARTO ACCIDENTE CEREBROVASCULAR .. 24
- INTENTO FALLIDO 27
- CINCO AÑOS DE BONDAD 31
- EL MOMENTO DE DIOS..................................... 34
- PRIMERA OCASIÓN: LOS DOCTORES NO LOGRABAN PONERLE EL CATÉTER 35
- FALLO ELÉCTRICO 38
- LA CURA PEOR QUE LA ENFERMEDAD 42
- PERDIDOS 44
- PROCESO PERSONAL 46
- WILMER ME PIDIÓ SU BAUTIZO 48
- VIVE EN POSITIVO.. 50
- MENSAJEROS CELESTIALES.......................... 53

INTRODUCCIÓN

He visto la misericordia de Dios obrar con tanta fuerza en mi vida que ha sido imposible no sentirla, desde los más vagos recuerdos de mi infancia puedo ver su protección inagotable.

Mi Dios y yo hemos vivido muchos momentos juntos, si no hubiera hecho de él mi fortaleza en la guerra de la existencia, hoy no podría estar de pie.

Considero que cada ser humano sobre esta tierra goza de las bendiciones del Señor, aun aquellos que niegan su existencia, aun aquellos que no saben decir gracias Señor, aun aquellos que dicen: que suerte tuve, y posicionan las bendiciones del Creador como simples casualidades de la vida. En fin, todos somos partícipes de su misericordia; esto no es opcional, no depende de las creencias o los preconceptos que tengamos arraigados en nuestra mente, su amor es derramado sobre nosotros porque esa es su esencia, él no es portador de un gran amor, sino que él es el amor, él es la fuente indescriptible de amor.

Este libro es el resultado de mi gratitud hacia Dios, es mi manera de decir gracias Señor por todas tus maravillas, y lo que espero con él es que muchas personas puedan, a través del mismo, ver la magnitud de su cuidado y puedan junto conmigo decir: *¡Grande es Jehová!*

El Señor ha hecho muchos milagros en mi vida, pero el milagro que me motiva a escribir, y de esta manera inmortalizar su bendición, ha sido su protección a favor de mi hijo Wilmer Alexander, yo le llamo el milagro de los milagros, porque aunque he visto la mano de Dios manifestarse con poder en muchas áreas de mi vida, a través de la enfermedad de mi hijo yo he sentido que el Señor me ha llevado en sus brazos cuando ya no he tenido fuerzas para caminar con mis propios pies; y no puedo más que agradecer por su inmenso cuidado.

En cada relato que leerás verás el amor de Dios revelado a través de ellos, pero su misericordia no hace acepción de persona, por lo tanto, tú también puedes recibir tu milagro. Su palabra dice: *"Clama a mí y yo te responderé y te mostraré cosas grandes y ocultas que tú no conoces"* (Jeremías 33: 3), así que te invito a que mientras leas esta historia le pidas a Dios, si así lo deseas, que manifieste su Gloria en tu vida, CLAMA ese milagro que yo sé que necesitas, las ventanas de los cielos esperan que tu fe las alcance para derramar sobre ti las maravillas de su Poder.

Espero que esta historia alimente tu fe, y que, si estás pasando por alguna situación difícil, a través de ella puedas encontrar inspiración para seguir caminando agarrado del brazo infalible de nuestro Señor Jesucristo, con la certeza de que Tu milagro es posible. Nuestro Dios es experto en hacer de lo imposible algo posible, porque él es el Creador de todo cuanto existe, y cuando algo no es posible él crea una posibilidad, cuando el camino se termina y ya no hay más a donde ir, es ahí cuando su intervención crea nuevos caminos que nos conducen hacia las bendiciones más inesperadas. En síntesis, mi intención es que, al terminar la lectura de este material, sus aportes te llenen de energía y fuerza interior.

EL COMIENZO DE UNA GRAN BATALLA

Era un día común y corriente de aquel diciembre inolvidable, mi hijo Adrián David se pasó todo el día diciéndome que me amaba, era un niño dulce pero ese día tenía una doble porción de ternura. Adrián tenía gripe y de repente empezó a vomitar una flema transparente. Me puse muy contenta porque pensé que estaba expulsando la gripe de su cuerpo, puse a Adrián en la cama y me dispuse a limpiar los vómitos, cuando de repente me percaté de que el niño estaba haciendo unos movimientos extraños, me acerqué inmediatamente a la cama y me di cuenta de que su cuerpo estaba poniéndose duro, rápidamente llamé un taxi y luego llamé a mi amiga Yudit que vivía en el mismo edificio, al ver la gravedad del asunto no nos quedamos a esperar el taxi, sino que mi amiga tomando el niño entre sus brazos corrió hacia la calle con la esperanza de que alguien nos pudiera llevar al hospital más cercano, generalmente a esa hora era costumbre que varios vecinos ya hubieran retornado de sus trabajos, sin embargo ese día no había ni siquiera un carro en el parqueo del edificio, pero apareció un desconocido que no recuerdo si se ofreció o le pedimos ayuda, pero aquel hombre nos llevó al hospital más cercano. En la emergencia lo acostaron en una camilla y con toda la calma, la frialdad y la falta de humanidad que caracteriza a muchos profesionales de la salud, la doctora le puso un termómetro a un niño que estaba desmayado y con muy pocos signos vitales, me dice que ella no puede hacer nada y que debía irme a otro hospital después que ella verifique el estado febril del niño. Mi reacción fue tomar al niño y salir inmediatamente, no esperé a que ella me diera la autorización de salida, era demasiado evidente que yo no debía permanecer en ese lugar ni un minuto más. Nos dirigimos rumbo al hospital más cercano a este, ese camino fue tortuoso y largo, el tránsito era pesado y para sumarle a la situación, me di cuenta que aquel noble hombre que nos estaba ayudando lamentablemente estaba conduciendo bajo los efectos del alcohol. Cinco minutos antes de llegar al hospital, con Adrián en mis brazos vi como inhaló su último aliento, lo miré y supe que se había ido, con apenas 2 años de edad, pero no lo acepté, yo seguía dándole respiración boca a boca, sentía el aire retornar a mí. Una vez llegamos al hospital hice lo que yo considero que toda madre habría hecho, me dirigí a la emergencia y recosté a mi hijo en una cama, con la esperanza de que mi mundo diera un giro de 360 grados, pero más tardé yo en depositar su cuerpo en la cama que el tiempo que tardó la doctora que estaba en aquella emergencia en decirme: *¡Pero ese niño está muerto!* Dolía la muerte de mi hijo y también me dolieron las crueles y arrogantes palabras de aquella mujer que no hizo uso ni de la más pequeña chispa de ética profesional, sin importarle que yo tuviera 8 meses de embarazo de mi otro hijo que ahora tiene 15 años.

Tiempo después, hablando de los acontecimientos de ese día, mi amiga Yudit me dijo que ella se dio cuenta en el momento que el niño murió estando nosotras aún en el vehículo pero que no me dijo nada, es evidente que el sentido común y la empatía nos hacen actuar con prudencia.

La muerte de todo ser querido duele, pero perder un hijo y a tan temprana edad es desastroso. Toda madre anhela ver a sus hijos crecer; no deberíamos enterrar a nuestros hijos, eso es contra natural, consecuencia de este mundo oscuro en el que vivimos. Dios siempre responde a nuestras oraciones, pero no siempre la respuesta es un *Sí* a nuestras peticiones. recuerdo una oración que yo hice delante del ataúd de Adrián, le dije al Señor: *"Por favor revive a mi hijo, yo sé que todos tendrán miedo y saldrán corriendo, pero yo me voy a quedar aquí porque sé que es la respuesta a mi oración y sé que tienes el poder para vencer la muerte, amén"*. Adrián pasó toda la noche en un congelador en la morgue del hospital, yo tocaba el cuerpo de mi niño con la esperanza de que aquél frío aterrador que tenía su cuerpo partiera, pero no fue así, mi hijo no despertó de aquel sueño profundo. Ese día entendí que no solo hace falta fe para obtener tu milagro; muchas personas dicen: si lo crees es posible, tremenda mentira, yo tenía la certeza de que mi hijo se podía levantar de ahí, sin embargo, no fue así, la fe siempre debe ir acompañada de aceptación, ¿aceptar que? Primero, la voluntad de Dios, porque él en su omnisciencia sabe que es lo mejor para nosotros, y en segundo lugar aceptar que después de la caída en pecado, este mundo es un mundo de injusticias, aceptar que no siempre las cosas irán bien, aceptar que mientras estemos aquí pasaremos tribulaciones.

El Señor me llevó de la negación a la aceptación, comencé a ver las cosas desde otra perspectiva, mi hijo sufría mucho, él pasaba largas noches con dolores musculares, él no permanecía un mes en la casa porque sus crisis lo conducían al hospital, yo me quedé con su amor, con su mamá te amo, recuerdo su dulzura y acepté que su cuerpo ya no está aquí, y vi entonces el regalo que Dios nos hacía a los dos a través de su muerte. Hoy Adrián descansa, duerme sin dolor hasta la segunda venida de Cristo cuando será levantado para vivir por la eternidad. Y yo aprendí que la muerte terrenal es tan solo el principio de la vida.

La muerte no es lo peor que le puede pasar a un ser humano, lo peor que nos puede suceder es pasar por la existencia sin haber vivido. Conocer a Jesús es el único camino que nos conduce a la vida porque él es la fuente de la vida; y cuando entramos en relación íntima con la Vida, somos guiados al entendimiento de nuestra existencia, y aprendemos a encontrar el sentido de nuestro paso por esta tierra pasajera. Él nos quita todo temor y nos enseña a vivir sin límites.

EL ANTES Y EL DESPUÉS

Cuando Adrián murió yo tenía 8 meses de embarazo de Wilmer, quien nació el 10 de febrero del año 2005, todo parecía normal con su salud hasta que cumplió 5 meses de edad, a partir de ahí fue descubierto lo que ahora sabemos que es la enfermedad congénita: Drepanocitosis, o mejor conocida como Anemia Falciforme, que era la misma enfermedad que padecía Adrián David. La Drepanocitosis les causa muchas crisis a los que la padecen. Wilmer presentaba con mucha regularidad crisis de neumonía, muy frecuente en los pacientes que sufren esta patología, pero en agosto del 2011 empezamos a vivir un proceso que cambió nuestras vidas para siempre.

Estábamos sentados a la mesa, él su hermana y yo listos para almorzar, cuando de repente nos dimos cuenta que el niño no podía sostener su cuerpo y empezó a balancearse de un lado para el otro, rápidamente me dirigí al hospital más cercano a nuestro domicilio en pleno desconocimiento de las causas que podrían estar provocando su estado de salud.

Al llegar al hospital, Wilmer fue ingresado urgentemente, y mientras él era atendido mi mente estaba llena de preguntas sin respuestas. De repente una doctora me aborda y me dijo que Wilmer estaba pasando por un ACV y que el hospital no contaba con los equipos médicos necesarios para hacer frente a la situación de salud del niño, que por tal razón tenía que ser transferido al hospital infantil que podía hacerse cargo de la gravedad del caso, la doctora con cara de pesar me hace la siguiente pregunta: *"¿Usted está consciente del proceso que usted va empezar a vivir?"* A lo que yo respondí que sí. Eso pensaba yo en ese momento, que estaba consciente, pero no sabía ni una décima parte de las consecuencias futuras de este desastroso hecho.

Al llegar al hospital infantil se me explicó con más detalles la gravedad del caso y me dijeron que tenía que buscar sangre urgentemente. Ese día entendí el valor incalculable que tienen las personas que voluntariamente donan sangre, ese día empezó a tomar fuerza en mí el verso bíblico que dice que *en la sangre está la vida*, pues la vida de mi hijo estaba en suspenso, acostado en una camilla del hospital esperando que apareciera la persona que con un corazón lleno de bondad le iba a compartir a mi hijo un poco de su vida. Porque a diferencia de otros países, en mi país la Cruz Roja no funciona a la altura que debería hacerlo, en República Dominicana lamentablemente es el paciente que debe gestionar la sangre, buscar el donante, llevarlo a la Cruz Roja y, no obstante, pagar por una sangre que está siendo donada, y de esta manera el paciente hace el trabajo que solo le corresponde al Hospital y a la Cruz Roja; y tenemos que pagar un proceso que debería ser totalmente cubierto por el Estado.

Mientras pasaban las horas sin encontrar un donante, los médicos me decían que cada minuto contaba, y que mientras más tiempo tardaremos para entregar la sangre al hospital, más neuronas del cerebro de mi hijo iban a morir. Estas palabras para nada esperanzadoras, me llenaban de angustia y me hacían preguntarme cuáles iban a ser las consecuencias de este retraso involuntario del depósito de la tan esperada sangre.

Después de varias horas de espera, que me parecían infinitas, apareció una persona que estaba dispuesta a donar su sangre, mi amigo Ambiorix Arias, él no se imagina el lugar que tiene en mi corazón, él piensa que hizo algo sencillo, pero para mí él puso parte de su vida para alargar la vida de mi hijo.

Luego que la sangre apareció, Wilmer es ingresado a cuidados intensivos para hacer el cambio de sangre. Este proceso duró alrededor de 3 horas, era necesario retirar su sangre para poder movilizar los coágulos que le estaban obstaculizando la correcta oxigenación del cerebro. Todo salió bien, y después de varias horas de reposo en cuidados intensivos, Wilmer fue trasladado a una sala de recuperación.

En ese momento yo me decía: *"Ya lo peor pasó, en par de días nos vamos a casa y esto será una experiencia que no quiero volver a repetir"*. Efectivamente, después de varios días en recuperación, Wilmer fue dado de alta, pero esto no era más que el comienzo, antes de darle de alta fui convocada por el especialista (hematólogo) para darme a conocer los pasos a seguir a partir de ese momento. Fue ahí donde realmente empezó la gran batalla de esta situación, la doctora me informó que a partir del mes siguiente Wilmer entraría en un programa transfusional, que le disminuiría las posibilidades de un nuevo ACV. La primera pregunta que le hice a la doctora fue: *¿Por cuánto tiempo?* Su respuesta me desmoronó… su respuesta fue: *"Indefinidamente"*. En ese momento resonó en mi cabeza la pregunta de la doctora del primer hospital donde

Wilmer fue atendido, de sí yo era consciente del proceso que iba a empezar, también me dije a mi misma: *"Elizabeth, ¿sí fue difícil encontrar sangre para este evento ¿cómo vas a conseguir sangre todos los meses?* También la palabra: indefinidamente resonaba con fuerza en mi mente.

Regresé a casa con más preguntas que respuestas en mi cabeza, con más indicaciones que dinero para pagarlas, pero afortunadamente con la certeza de que Dios estaba conmigo en medio de mi barca que cada vez tomaba más agua. Una de esas indicaciones la recuerdo con mucha particularidad, era la indicación de un medicamento que ayudaría a controlar las convulsiones que empezaron a generarse en el cerebro de Wilmer a partir de ese primer evento. El precio era RD$4,500 pesos dominicanos, en ese momento unos 40 dólares aproximadamente, con mucho esfuerzo conseguí RD$4,300 pesos; y fui a la farmacia porque me habían dicho que para medicamentos de costo elevado había un descuento, pero lamentablemente no fue así, y el farmacéutico me dijo que si no tenía la totalidad de la suma no podría obtener el medicamento, en vano fueron mis súplicas. Salí de la farmacia y me dirigí al trabajo de mi tía Miriam que quedaba a unos minutos a pie, quizá mi tía no recuerda ese momento, pero yo nunca lo olvidaré. Con lágrimas en los ojos le expliqué la situación, y ella me dio al instante RD$500 pesos, ese día pude comprar el medicamento, *¡pero este medicamento era de uso diario y su duración era de 28 días!*

Yo estaba consciente de que para el próximo frasco no tendría los recursos para volver a comprar tal medicamento, por eso quise ir al hospital para hablar con la neuróloga que le había prescrito tal medicamento, con la intención de hablar con ella para que me indicara otro que fuera menos costoso. Al llegar al hospital me encuentro con la dificultad de que yo no conocía a la doctora porque era una doctora de turno y no alguien que le fuera a dar un seguimiento a Wilmer, caminé de un lado a otro en el hospital sin ningún éxito, cansada de caminar sin ver ningún resultado decidí pararme y le pedí al Señor que me pusiera esa doctora en el camino, que yo sabía que el hospital era grande pero que su poder era más grande, el cielo completo dijo Amen, no pasaron 2 minutos cuando identifiqué a la doctora frente a mis ojos, mi corazón saltó de alegría, pero esta alegría no tardó en partir, cuando intenté identificarme, la doctora me dijo que no se recordaba de mi caso, de todas maneras le dije que ella había indicado un medicamento a mi hijo, le mostré la indicación y le expliqué que yo no contaba con los recursos para comprarla todos los meses, luego le dije *¿qué puedo hacer?* A lo que ella respondió: *¡Comprarla!* Asombrada de tener delante de mis ojos un témpano de hielo con capacidad de hablar, retiré mis ojos del rostro frío de aquella mujer y me dirigí a mi casa con la preocupación de no saber qué hacer, ya que la cita con el neurólogo que le iba a dar seguimiento a Wilmer tardaría unos 5 meses, y yo no veía cómo seguir ese tratamiento ni siquiera para el mes siguiente; y para colmo, la opción de parar el tratamiento no era una de las mejores, porque si el tratamiento era detenido de manera repentina, las consecuencias serían devastadoras. Ese medicamento llegó a ser un verdadero dolor de cabeza, una de las contraindicaciones del mismo eran pensamientos de suicidio, con todo esto en mi cabeza, pero sin perder la esperanza de que Dios me daría una solución, le comenté la situación a una amiga llamada Ruth Romero, la hermana de ella trabajaba en un centro de rehabilitación donde había neurólogos infantiles, ella le comentó la situación a su hermana Noemí y ella no dudo en ayudarme, rápidamente me consiguió una cita con un neurólogo en el centro de rehabilitación donde ella trabajaba.

Llegado el día de la cita, me dirigí al consultorio de aquel doctor, con la esperanza de que hubiera otro medicamento más asequible para mi condición económica, y afortunadamente así fue, el doctor me dijo que el medicamento que le habían indicado a mi hijo no era el adecuado, que le sorprendía que le hubieran indicado ese, lo que me llenó de impotencia ante la respuesta que me dio la doctora que le indicó dicho medicamento, pero bueno su impiedad no detuvo la mano poderosa de Dios para abrir otras puertas que me permitieran alivianar la carga que portaba mi corazón ante esta situación; el nuevo medicamento era menos costoso y a diferencia del primero, este lo podía comprar en dosis que se terminaban semanalmente y eso me daba la oportunidad de dividir el precio en 4 partes.

Toda esta situación era paralela a las transfusiones sanguíneas que había que hacer cada mes. El Señor se manifestó con poder en ayudarme a buscar donantes para hacer este proceso cada mes.

Yo no sabía que esta era una situación a través de la que Dios iba a hacer grandes cambios en mi vida espiritual para Gloria de su nombre, en ese momento yo pensaba que ese era todo el proceso por el que Dios me permitiría pasar, sin embargo, era sólo la continuación de un gran aprendizaje.

PÉRDIDA COMPLETA DE LA VOZ

En enero del 2012, apenas 5 meses después, Wilmer sufrió otro ACV. Recuerdo que íbamos caminando en dirección a nuestra casa, yo lo llevaba agarrado de la mano y de repente él me aprieta la mano, pero yo no le doy importancia a su apretón, simplemente lo miro y al ver que él no me dice nada pues continúo caminando, él repite esta acción dos veces más, y es a la tercera vez cuando me detengo y le empiezo a preguntar que, si le pasa algo, y al ver que no me respondía entonces le dije que me respondiera con su cabeza y le pregunté: *¿no puedes hablar?* Él movió su cabeza dos veces en respuesta a mi pregunta, indicando que no podía hablar, ahí me di cuenta que saliva salía de su boca, lo que automáticamente me indicó que estaba pasando algo grave. Llegué a la casa e inmediatamente preparé todo para salir al hospital, yo sabía que nuestro retorno a casa no sería ese mismo día, así que preparé mi maleta para descubrir la nueva experiencia que la vida me permitía vivir.

Hoy día lo puedo decir así, pero en ese momento esto fue como si el tiempo volviera atrás, vivir todo el proceso otra vez, pero con más incertidumbre, no era nada fácil, porque ya yo tenía más conocimientos del tema, y sabía las consecuencias que podría arrastrar la repetición de un ACV. Llegamos al hospital y me confirmaron lo que ya yo venía sospechando, *"señora su hijo está pasando por un derrame cerebral"*, me dijo un doctor. Sentí que el mundo se vino abajo, pero seguí de pie con mi fe puesta en mi Señor.

Alrededor de una hora después del ingreso al hospital, le pregunté a la doctora que atendió a Wilmer en la emergencia si él volvería hablar, a lo que ella me respondió: *"yo no le garantizo nada"*. Su respuesta me destrozó el alma, sus palabras retumbaban en mis oídos, el niño no podía ni siquiera emitir sonidos, era un bloqueo total de sus cuerdas vocales. Salí del hospital para no llorar delante del niño, le di la noticia a mi madre y mi prima Johani que esperaban noticias fuera del hospital, lloré e hice lo que Dios nos da la capacidad de hacer en medio de la adversidad, secar las lágrimas y seguir caminando rumbo a lo desconocido. No importa la magnitud de tus problemas, Dios es más grande que ellos, se vale llorar, se vale caer, pero una vez en el suelo ya no hay más a donde ir, cuando has tocado fondo tienes dos opciones: o te quedas ahí quejándote de tu situación y preguntándote por qué a mí, o miras hacia arriba y tomas la mano del Todopoderoso, que siempre está extendida para levantarnos con su Poder infalible.

Otra vez fue ingresado en la Unidad de Cuidados Intensivos (UCI), donde se le cambió la sangre. Este proceso salió bien gracias a Dios, ahora la incógnita era si volvería a hablar o no; alrededor de 6 horas después, el niño fue sacado de UCI e instalado en una sala de recuperación. La impotencia del niño al no poder hablar rompía el alma, el hecho de yo no poder hacer nada me enloquecía cada nervio de mi cuerpo. Pero cuando los medios humanos se agotan, es ahí cuando el Poder de Dios brilla en su máximo esplendor, de repente escuché con mucha dificultad, pero bien audible la voz de mi hijo pedir agua, no se entendía mucho pero ese balbuceo me fue suficiente para entender que Dios me decía que mi hijo volvería a hablar. Me llené de esperanza y me dije a mi misma: *los doctores dicen "no te garantizo nada, pero mi Dios fue el que formó esas cuerdas vocales y él tiene el poder para restaurarlas".*

Confié en que mi hijo podría volver a hablar y así fue, un mes más tarde Wilmer recuperó su voz y empezó un proceso progresivo hasta volver hablar. Hoy día Wilmer habla bien, solamente tiene problemas para articular correctamente algunas palabras.

PARÁLISIS FÍSICA

En febrero del 2012, tan solo un mes después del segundo ACV de Wilmer, recibo una terrible llamada a mi celular, era mi amiga María Medina, para informarme que Wilmer estaba en la cama sin poder hacer movimientos en la parte izquierda de su cuerpo, le dije que llegaría lo más rápido posible, pero no era mucho lo que yo podía hacer para llegar rápidamente a mi casa, ese día hice el viaje más largo y angustioso de mi vida, yo iba en un autobús camino a casa, faltaban unos 40 minutos para llegar, pero para mí fueron unos 40 días! Yo quería ponerle alas al autobús, pero no tenía otra opción más que orar y esperar impacientemente mientras miraba el horrible tráfico que se forma a las 6 de la tarde cuando gran parte de la población regresa a casa después de terminar su jornada de trabajo.

Al llegar a mi hogar, preparé rápidamente mi maleta para salir al hospital sin fecha de retorno, una vez en el hospital Wilmer fue atendido inmediatamente y minutos más tarde, recibo la noticia que yo no quería escuchar: *"su hijo está pasando por otro ACV"*, esta terrible frase se estaba convirtiendo en una canción desagradable cantada con demasiada frecuencia.

El proceso se repite: cambio de sangre, UCI, muchas batas blancas rodeando la camilla donde estaba acostado mi hijo… Esta vez, me piden hacerle una tomografía antes de entrarlo a UCI, pero el seguro no cubría tal estudio, con lágrimas en mis ojos me dirigí al Servicio Social del hospital para decirles que yo no podía pagar el costo de ese estudio, me senté en la sala de espera, pero nadie me atendía, me quedé largo tiempo ahí sentada con la mirada perdida, deseando tener los recursos para pagar y buscando una salida que no lograba encontrar. Cuando de repente se acerca una señora y me pregunta que cuál es mi situación, nunca olvidaré a esta señora, su sencillez y su naturalidad son impresionantes; no sabía quién era, para mí era alguien que trabajaba ahí, pero no como médico; después que le expliqué mi caso, ella me dijo: *"vaya a donde el tomógrafo y dígale que usted es paciente de la doctora tal…"*. Así lo hice, no pregunté absolutamente nada, solamente le di las gracias y salí de prisa de ese lugar, sin ni siquiera preguntarle quién era ella. Dije exactamente lo que ella me dijo e inmediatamente el niño fue atendido sin costo alguno, yo estaba muy agradecida con esa señora, aunque no sabía quién era ella. Yo sólo sabía que era la persona que Dios me envió para ayudarme. Días después cuando íbamos a salir del hospital, me estaban cobrando la tomografía y me enviaron al consultorio de la *"Dra. tal..."*. Sorpresa la mía cuando miré aquel rostro, era la misma persona que me ayudó en la sala de espera de la asistencia social, la doctora era ella misma, le expliqué que el hospital me estaba cobrando la tomografía, ella envió un papel y listo, no tuve que pagar nada, Dios usó esa doctora para bendecirme. *¡Benditas sean todas las personas que se dejan usar y se convierten en canales a través de los cuales fluye la misericordia de Dios!*

Todos estamos llamados a ser mensajeros celestiales a través de los cuales Dios pueda derramar su misericordia a este mundo oscuro, yo he decidido ser una de esas personas a través de las cuales las bendiciones divinas puedan llegar a todos aquellos que me rodean. Una de las formas que más amo bendecir a otros es a través de una palabra de aliento, la mayoría de las personas que nos rodean necesitan escuchar palabras alentadoras y positivas, yo te hago la invitación para que permanezcas o te unas si aún no lo eres, para ser parte de los que formamos el grupo de humanos que estamos llenos de luz y andamos por el mundo alumbrando el sendero de los demás.

Wilmer regresó a casa, con mucha dificultad para caminar, pero en unos 3 meses volvió a caminar sin ningún problema. La bondad de Dios es infinita y su misericordia inagotable. Vivir debajo de las alas del Todopoderoso es ver lo invisible y alcanzar lo inalcanzable, pero para volar a esas alturas hay que creer y él se encarga de todo lo demás.

Nunca te rindas ante las situaciones difíciles, ríndete ante Dios, e inclina tu fe a sus pies y él te levantará y te enseñará cosas grandes y ocultas que tú no conoces.

CUARTO ACCIDENTE CEREBROVASCULAR

En noviembre del año 2014, un día común y corriente, recibo una llamada del centro educativo diciéndome que Wilmer está indispuesto de salud y que ha vomitado en el transporte escolar. Yo no me preocupé mucho, para mí era normal, en ese momento pensé: *"es un niño; quizás algo le cayó mal, cuando llegue a casa le preparo un té, le doy un buen baño que de seguro lo va a necesitar con urgencia después de vomitar y problema resuelto"*; pues al entrar el niño a la casa me puse de una vez a quitarle la ropa y a hacerle unas cuantas preguntas para saber si comió algo que le pudiera haber caído mal, pero me percato de que su voz está estropajosa, hablaba como si estuviera alcoholizado, sin ninguna duda me dije al instante: *"Elizabeth ya tu sabes lo que es"*, y partí sin demora al hospital, y unos treinta minutos después de llegar al hospital me confirmaron que efectivamente era otro ACV.

Aquí mi fe fue fuertemente probada, era la cuarta vez y mis fuerzas empezaron a decaer. Me preguntaba: *¿Hasta cuándo Señor? Sé que tienes el poder, ¿por qué no me sacas de esta situación tan difícil?* Muchas preguntas sin respuestas se posaban en mi mente. Muchas veces uno quisiera que las circunstancias cambien y pedimos sin cesar un cambio, sin darnos cuenta que ellas están ahí para que, a través de ellas nosotros cambiemos.

Wilmer fue ingresado a cuidados intensivos para hacerle el cambio de sangre, pero esta vez las cosas no iban bien, los médicos pasaron horas intentado preparar el proceso y no pudieron porque el catéter se dañaba, y yo estaba parada delante de esa puerta que dice "prohibido entrar", hasta que salió un doctor y me dijo: *"hemos hecho todo lo que podíamos hacer, pero ningún catéter funciona, lamentablemente cada minuto que pasa sin hacer el cambio de sangre deja más secuelas cerebrales"*. Eran alrededor de las 2 de la mañana, pero le pregunté si había que salir a comprar otro catéter, a lo que él respondió: *"hemos hecho todo, ahora es el momento de Dios actuar, esperemos a mañana"*. Sus palabras me calmaron el alma, porque si era el momento de Dios actuar, mi hijo estaba en las mejores manos, en las manos del Médico de los Médicos. Este médico se retiró, y entró a UCI un médico que yo no había visto y que no volví a ver, al pasar por mi lado no me dijo nada, pero puso su mano en mi hombro como una señal de consuelo, y siguió su camino, yo aseguro que este médico era un ángel, su toque me llenó de paz, me retiré a la sala de espera a descansar un poco con la expectativa de lo que pasaría al amanecer.

A las 8 de la mañana llegó el cirujano que Dios había enviado para mi hijo, con un excelente catéter y el proceso que por horas no pudieron hacer, por fin fue hecho sin mayores dificultades. Cuando las cosas están en las manos del que creó con el Poder de su Palabra, no hay nada a que temer, nuestro único trabajo es ser fiel a nuestro Creador, es nuestra fe la que abre la puerta de los milagros.

Varios días después regresamos a casa, yo sabía que Dios le estaba dando otra oportunidad de seguir sobre la tierra para que su nombre sea glorificado, pero al mismo tiempo quería un descanso, a este nivel las fuerzas se van agotando, pero yo

reconocía que no tenía otra opción que seguir luchando, porque rendirme era como firmar un contrato en contra de la vida de mi hijo. Lo bueno es que no importa en qué situación estemos Dios se puede mover en ella.

Génesis 1:2 dice: *"Y la tierra estaba desordenada y vacía, y las tinieblas estaban sobre la faz del abismo, y el Espíritu de Dios se movía sobre la faz de las aguas"*. Es maravilloso pasar por la experiencia de ver el Espíritu de Dios moverse en tu oscuridad, todos pasamos por momentos de desolación, desierto, e inviernos que parecen interminables, pero la Palabra dice que no debemos temer a NADA, sino que debemos ORAR.

Orar es el acto de hablar a Dios, pero es al mismo tiempo un reconocimiento de su Poder. Cuando elevamos nuestras peticiones al cielo, estamos reconociendo que Él todo lo puede, y que solos no podemos salir de nuestras situaciones. Para Dios, los problemas no tienen tamaño, él puede resolver todas las situaciones con el Poder de su Palabra, pero muchas veces nos permite vivir ciertas experiencias porque necesitamos ser pulidos, para hacer de nosotros vasijas puras a través de las cuales otros puedan beber, y derramar a través de nosotros su misericordia. A partir de hoy no mires tu oscuridad como algo negativo, mírala como la oportunidad que Dios tiene para que su Espíritu se pueda mover en tus circunstancias, y de esta manera hacerte más fuerte.

INTENTO FALLIDO

Meses después, volví a ver la Gloria del Todopoderoso de una manera maravillosa, eran alrededor de las 10 de la noche, yo estaba en mi cama lista para dormir, pero no lograba conciliar el sueño; me movía de un lado a otro sin encontrar tranquilidad. De repente me dije: *"me voy a dar un baño eso me va ayudar a dormir"*. Me levanté y salí de la habitación en dirección al baño, pero curiosamente pasé por el frente del baño y me dirigí a la habitación de los niños, miré a Wilmer y me percato de que su cuerpo estaba extraño, me acerco más y confirmo que efectivamente su cuerpo estaba duro y su boca doblada, inmediatamente lo paré de la cama, pero su estado no le permite mantenerse de pie.

Llamé al número de emergencias 911, pero no logré comunicarme; decidí entonces llamar a un hermano de la iglesia que yo sabía que siempre tenía la disposición para orar y poner a todos en la iglesia en alerta, el hermano Miguel Rodríguez (Miguelo). No sólo difundió la noticia en el grupo de WhatsApp de la iglesia, sino que también fue la persona que nos trasladó hasta el hospital. Cada segundo que pasaba era para mí una eternidad, pero el hecho de que muchos hermanos estaban orando me llenaba de paz; mi Dios no es sordo, él escucha las oraciones, y esa noche ¡respondió inmediatamente!

Cuando llegamos al hospital me encontré con la dificultad de que la emergencia estaba llena de pacientes en espera para ser atendidos, me tocó esperar más de una hora hasta que el niño fuera atendido por los médicos, yo pensaba que estaba en espera, pero no era así, el médico de los médicos ya estaba haciendo su trabajo. Cuando entré a la sala de emergencias ya Wilmer estaba totalmente recuperado, y los doctores no me creyeron cuando le dije las condiciones en las que lo había sacado de la casa. Lo pusieron a caminar sobre una línea recta para confirmar que tenía equilibrio, y caminó de manera impecable, ese niño que una hora antes no podía sostenerse en pie. Nos fuimos a casa minutos después de Wilmer ser atendido, los médicos me dijeron que fue un intento de ACV, pero que el coágulo se había movido solo. Pero yo sé quién lo movió para llenar el cerebro de mi hijo con el oxígeno que él mismo creó. *¡Mi Dios vive!*

Dios escuchó nuestras oraciones y no tardó en responder, mucha oración mucho poder. Ese día el Señor me enseñó que él está al pendiente de nosotros, y que no tenía que vivir angustiada. Nunca olvidaré la escena de esa noche, yo en mi cama desconocía lo que estaba pasando en la habitación de los niños, pero el Señor sí lo sabía, y me inquietó de tal manera que yo tuve que levantarme, salgo para el baño y ni siquiera miro para el baño; fue como si yo hubiera salido especialmente para la habilitación de Wilmer. Situaciones como esta me hacen vivir en paz, porque sé que Dios está al control de todas mis oscuridades, aún aquellas que yo desconozco. *"Echando toda vuestra ansiedad sobre él, porque él tiene cuidado de vosotros"* (1 Pedro 5: 7).

Esa noche memorable pudo ser el 5to. ACV de Wilmer, pero nuestro Señor intercede con poder cuando nos manifiesta su misericordia. Hasta la fecha en la que te estoy escribiendo este testimonio, jamás Wilmer ha vuelto a presentar la crisis de un ACV. A pesar de que los médicos dicen que cada día él está en riesgo de volver a tener otro, ¿pasará? No lo sé, lo que sí sé es que no debo fijar mi atención ahí. Esa fue una noche milagrosa, el Señor ha estado, está y yo tengo la certeza de que seguirá al control de la vida de Wilmer, sin importar las crisis que puedan llegar. Él es quien decide el rumbo de la vida de cada uno de sus hijos cuando nos depositamos en sus manos, con la confianza del bebé que se deja lanzar por su padre con la certitud de que sus brazos están ahí para atraparlo y no dejarlo caer, el niño no se pregunta ¿cómo papá lo hace? Al contrario, él está riendo mientras cae en los brazos abiertos de aquel padre que con alegría celebra la dicha de tener un hijo.

En medio de los desiertos que te toquen vivir en este mundo oscuro, nunca pierdas la sonrisa, porque el que tiene esperanza vive su futuro desde hoy, y soporta su presente con la fuerza del mañana. Saber que Dios está al control nos da tranquilidad. La Paz es una promesa divina que todo cristiano debería hacer suya, pero solo está disponible para aquellos que quieren dejarse guiar plenamente por el Señor y están dispuestos a confiar aun cuando la lógica humana ha llegado a su fin.

Es cuando no hay más salidas humanas cuando Dios abre los caminos que conducen hacia las posibilidades infinitas, si descansamos en su poder ilimitado. Dios es todo lo que necesitamos, pero lamentablemente muchas veces lo convertimos en nuestro último recurso, buscamos todas las salidas que pudieran llegarnos a la cabeza, y cuando ya lo hemos intentado todo entonces decimos: *"Señor no tengo salida, ayúdame"*.

¿Cómo sería nuestra vida si hiciéramos de Dios nuestra primera opción? Si orar fuera nuestra delicia, la vida sería más llevadera. La oración es la llave que abre las ventanas de los cielos, y la fe en ella es la puerta que derrama el caudal de bendiciones que el cielo tiene reservado para aquellos hombres y mujeres que no solo creen que Dios existe, sino que dejaran a Dios ser el Dios de sus vidas.

CINCO AÑOS DE BONDAD

Las transfusiones sanguíneas de Wilmer se hicieron por un plazo de 5 años, y con una inmensa gratitud hacia el Todopoderoso, te puedo decir que durante este tiempo el Señor se glorificó y proveyó donantes para cada mes. Fue un proceso muy difícil, pero Dios nunca me dejó, estuvo conmigo mano a mano, vi su misericordia de manera extensiva.

Las transfusiones sanguíneas deberían haber seguido, pero por alrededor de 4 meses Wilmer hizo reacción negativa a éstas, y en diciembre del 2016, por solicitud mía, las transfusiones sanguíneas fueron detenidas. Me sentía entre la espada y la pared, por un lado, los médicos decían que era indispensable hacerle estas transfusiones cada mes, porque ellas disminuyen el riesgo de otro ACV; pero, por otro lado, yo veía cómo las transfusiones le estaban causando efectos secundarios. Cuando las transfusiones terminaban, le daba fiebre, y camino a casa en el Metro le entraban unos temblores, todo su cuerpo temblaba, era evidente que su cuerpo estaba haciendo un rechazo a la sangre.

Confiando en que su médico de cabecera es Jesús, tomé la arriesgada decisión de pedir al hematólogo ponerle fin a ese tratamiento, firmé un documento haciéndome responsable de las consecuencias posteriores que mi decisión pudiera causar. Nunca olvidaré aquel 2 de diciembre del año 2016, cuando se hizo aquella última transfusión.

Fe es creer en aquello que no vemos sin tener evidencias de su existencia, en cambio la confianza es estar seguro de la integridad de alguien como consecuencia de una experiencia previa. Debemos alimentar nuestra fe cada día, y a través de ella tendremos una experiencia de vida con Jesús, que nos permitirá depositar nuestra confianza en él cuando lleguen los momentos difíciles. Una confianza total en que él tiene el control de cada una de las situaciones que puedas estar viviendo. Mis experiencias vividas, el mirar atrás y palpar todo lo que Dios había hecho por la salud de Wilmer me dio fuerzas para tomar dicha decisión, con la certeza de que no estamos solos en este barco, sino que Jesús es el capitán.

Había días cuando yo quería dejarme arropar por las aguas de la incertidumbre y dejar de luchar, ahogarme y salir de todo, pero Dios me daba las fuerzas para seguir nadando. Hay algo en mi corazón que no me permite quedarme en el suelo a pesar de las tantas veces que me he visto ahí y sin ganas de levantarme, mi filosofía de vida me ha ayudado mucho a salir de situaciones en las que el dolor se vive a flor de piel.

Mi filosofía es: *"agradecer por las cosas que tengo en el día de hoy, sin olvidar las bendiciones que Dios me puede dar el día de mañana"*. Esta forma de vivir y de ver la vida es maravillosa porque tu gratitud por lo que tienes hoy no te permite andar por la vida con un espíritu de queja y desesperación, y la esperanza en que Dios está al control de tu mañana te hace vivir hoy la alegría de las bendiciones futuras.

Nunca fijes tus pensamientos en tus dificultades presentes, eso sólo trae frustración y te roba tus fuerzas, a tal punto que no puedes ver las puertas que ya Dios ha abierto para sacarte de la situación que puedas estar pasando. Mira siempre hacia arriba y hacia adelante, arriba para percibir el poder divino, y adelante para ver el camino que vas a recorrer; un camino que puede estar lleno de obstáculos, pero en el que al final vas a encontrar la victoria en nombre de aquel que todo lo puede. *"Todo lo puedo en Cristo que me fortalece"*. (Filipenses 4:13).

EL MOMENTO DE DIOS

Hay momentos que quedan en nuestra memoria para siempre, Wilmer estuvo en cuatro ocasiones en UCI, y tener un ser querido en ese lugar siempre es angustioso, pues sabemos que las personas que están ahí dentro están en un estado de salud muy delicado, y a eso se le suma el inconveniente de que no podamos estar a su lado, una visita de 5 minutos una vez al día no es para nada reconfortante. Dos de esas cuatro veces que Wilmer estuvo ahí en UCI son inolvidables para mí, fueron noches de dolor al rojo vivo, pero son estas ocasiones las que el Señor usa para hacernos crecer.

PRIMERA OCASIÓN: LOS DOCTORES NO LOGRABAN PONERLE EL CATÉTER

Estuve esperando por varias horas noticias del estado de salud de Wilmer, cuando por fin un doctor salió de UCI y me dijo que no fue posible ponerle el catéter que se necesitaba para hacer el cambio de sangre, que ya habían hecho todo lo que ellos como médicos podían hacer y que ahora le tocaba a Dios actuar, estas palabras no son comunes en la boca de un doctor, pero eran muy veraces. Sus palabras fueron como un bálsamo para mi alma, ese *"ahora le toca a Dios"*, significaba que no importando lo que aconteciera, sería lo mejor porque el Señor todo lo hace bueno en gran manera. Ahí, delante de la puerta le dije al Señor que yo aceptaba su voluntad sin cuestionamientos, que él sabía el deseo de mi corazón pero que yo confiaba en su sabiduría, que Wilmer no era mío sino de él, y que si su voluntad era ponerle fin a su paso por esta tierra, que yo le daba gracias por el tiempo que me lo había prestado. Aceptar la voluntad divina libera el alma, dejar ir todo aquello que le pertenece solamente a Dios, nos enseña que él y sólo él tiene poder y autoridad. Luego me dirigí a la sala de descanso a esperar que amaneciera para conocer la voluntad de Dios, fue una larga noche, pero un bello amanecer, pues temprano en la mañana Dios dijo: *"es mío, pero te lo dejo"*. ¡Bendito nuestro Señor Jesucristo, que nos muestra que sus propósitos son más grandes que nuestras circunstancias!

La intención de contarte esta historia, no es darte a conocer simples relatos de mis experiencias, el objetivo es que a través de ella tú puedas tener la paz que sobrepasa a todo entendimiento, en medio de cualquier circunstancia por la que puedas estar pasando. *"El poder infinito del cielo está de tu parte"*, no sé qué tanto peso tenga esa frase para ti, pero quiero que sepas que solamente existe un problema en esta vida y ese problema es: estar separado de Dios y su voluntad, después, todo lo demás son simples consecuencias de dicha separación. Entrega hoy tus más grandes dificultades en las manos de aquel que creó los cielos y la tierra, el mar y todo cuanto existe; y vive la promesa de paz que él nos ha dejado.

Mientras estemos en este mundo de oscuridad pasaremos por situaciones difíciles, pero sin excepción alguna, de todas ellas nos podemos levantar si tomamos la mano poderosa de nuestro Señor para ser llenos de su fuerza, pues él es el que multiplica las fuerzas al que ninguna tiene, solo en él esto es posible. Por regla, todo aquello que se multiplica por cero, el resultado es cero, pero con Dios la matemática humana pierde sentido, pues en su matemática él hace de tu negativo algo positivo. El ser humano crea a partir de la materia, mientras que Dios crea de la Nada. Es por eso que aún tus vacíos más profundos pueden ser llenados con su Poder. Dale a Dios la oportunidad de ser Dios en tu vida, déjalo crear nuevas y maravillosas formas de ver la vida, deja que él te muestre su plan y déjate moldear por su amor. No le tengas miedo al dolor, deposítalo en las manos del alfarero que lo usará para hacer de ti una mejor persona.

FALLO ELÉCTRICO

Este evento que te voy a compartir en este momento, ha sido la situación más estresante que yo he vivido en toda mi vida. Las madres de todos los niños que estaban en UCI, estábamos juntas en una sala de espera destinada para nosotras, en esta sala por la noche las que teníamos la oportunidad de tener un sillón reclinable podíamos reclinarlo y descansar un poco, y las que no corrían con esa suerte tiraban una sábana en el piso para pasar la noche. Ninguna de las noches que pasé en esa sala de espera fue agradable, pero hay una de ellas que es inolvidable para mí; esta fue una noche que hubo un fallo en el suministro eléctrico del hospital, la sala de espera se encontraba cerca de cuidados intensivos, por tal razón nosotras podíamos escuchar el horrendo sonido de todas las máquinas que pitaban sin cesar por causa del fallo eléctrico, y para ponerle más estrés a la situación, varios niños murieron en esos momentos. Cada vez que una doctora entraba por esa puerta y preguntaba: *¿quién es la madre de ...?* y luego decía: *"lo siento"*, era un momento difícil, ver el dolor de la madre que recibía la noticia dolía, y también las otras madres que escuchábamos esas palabras sentíamos que era una tómbola y que nuestros hijos estaban dentro de ella. La escena se repitió unas 5 veces, y cada vez que la doctora abría esa puerta, todas estábamos a la expectativa para escuchar el nombre que ella iba a decir. En un momento todas empezamos a llorar, lloramos por ver el dolor de la madre que recibía la noticia de la partida de su hijo, pero también teníamos la desagradable sensación de que el nombre de nuestro hijo podría ser el próximo que saliera de la boca de la doctora una vez abierta la puerta. Las máquinas seguían sonando: pi pi pi, todos hemos escuchado alguna vez el sonido de esas máquinas, pero cuando es tu hijo el que está conectado a ese aparato médico, el sonido toma una fuerza particular. Aproximadamente, a las doce de la medianoche el problema eléctrico fue resuelto, las luces fueron apagadas como señal de que era la hora de tomar un descanso, las 5 madres que perdieron a sus niños por ende ya no estaban en la sala de espera, ya no había nada que esperar, la batalla que tenían sus hijos entre la vida y la muerte ya estaba definida.

Fue cambiado el sonido exterior por los gritos internos de mi alma que salían por mis ojos en forma de lágrimas, me recosté en el sillón acompañada de mis lágrimas y mis oraciones. Después de llorar literalmente hasta el cansancio, y precisamente en el momento en el que el cansancio físico y mental me estaba venciendo entre mis gemidos y el sueño que me vencía, en ese momento en el que acababa de cerrar los ojos, entró una doctora y dijo: ¡*"la madre de Wilmer"!* y salió de una vez sin esperar respuesta, me levanté corriendo y me dirigí a la sala de UCI. ¡Tantas cosas pasaron por mi mente en menos de un minuto! Cuando entré vi a Wilmer que lloraba desesperadamente, me sentí confundida y a la vez aliviada porque cuando escuché su nombre, pensé que mi hijo sería el número 6 de aquel día trágico, al verlo llorar sentí alegría, pero aún no sabía por qué él lloraba con tanta intensidad. Ya que él no podía hablar, una doctora se acercó y me dijo: *"la llamamos para que lo calme"*; en ese momento me di cuenta que él lloraba porque tenía miedo de estar ahí sin saber porque su madre no podía estar con él, y eso me dio alivio pues yo pensé que él había muerto, pero a la vez sentí tanta tristeza de la poca empatía de algunos profesionales de la salud, si por un momento se pusieran en el lugar de sus pacientes cuántas cosas cambiarían!

Aquel día fue estresante, pero a la misma vez fortalecedor. Cuando Dios es nuestro refugio, él nos da las fuerzas para continuar y levantarnos con más energía para ser construidos a través de nuestras circunstancias. Creo que las situaciones difíciles nos hacen crecer, fortalecen nuestra fe y nos van mostrando el verdadero sentido de la vida, si las miramos con una actitud positiva.

La vida le pertenece a Dios, él es la vida y él nos da vida, por lo tanto, solamente él tiene el poder y la autoridad para decidir en qué momento vamos a partir de esta tierra. Después de todas estas vivencias he aprendido a no desesperarme cuando las cosas llegan a un punto donde no veo soluciones humanas. Adrián David nunca pasó circunstancias tan difíciles como las que ha vivido Wilmer, sin embargo, Adrián murió y Wilmer sigue vivo, considero que algún propósito divino hay detrás de estos milagros. Aunque muchas veces no entendemos los proyectos celestiales, podemos estar seguros que los planes de Dios son buenos y perfectos, y que incluso a través de la muerte podemos ser bendecidos, insisto en que pasar por la muerte no es lo peor que podamos enfrentar en nuestro paso por este mundo, sino pasar por este mundo sin haber vivido. Si hoy estás leyendo este libro es porque Dios tiene un propósito con tu vida, aún estás aquí en esta tierra, es responsabilidad de cada uno de nosotros descubrir nuestra misión de vida. Te has preguntado alguna vez: ¿Por qué estoy aquí? ¿Cuál es mi misión de vida? ¿Vivo o existo?

LA CURA PEOR QUE LA ENFERMEDAD

Las transfusiones sanguíneas que le hacían a Wilmer cada mes le causaban una acumulación de hierro en la sangre, y dicho efecto es muy perjudicial para la salud, ya que esta acumulación puede dañar órganos muy importantes como el corazón, los riñones... es ahí cuando uno dice: la cura es peor que la enfermedad. Para evitar la acumulación de hierro en la sangre, Wilmer debía tomar un medicamento que su precio superaba los 700 dólares mensuales. Para esa fecha el sueldo mínimo de mi país era de aproximadamente 250 dólares mensuales, yo no tenía trabajo, pero aun si lo hubiera tenido el precio de ese medicamento era tres veces un salario mínimo. Sin ver salidas, me preguntaba cómo Wilmer se tomaría ese medicamento, pero el Señor tiene siempre una salida; un día recibí una llamada de los EE.UU, miré el teléfono y hasta dudé en tomar la llamada pensando que quizás eran una de esas llamadas que hacen para hacer fraude, ya que yo no tenía a nadie que pudiera llamarme de los Estados Unidos, pero con todo y la duda tomé la llamada y *¡bendita la hora en la que lo hice!*, era del laboratorio Novartis, la persona que me llamó me dijo que ellos estaban formando un programa para donar dicho medicamento y me preguntó que si yo quería que mi hijo formara parte del programa de donación. Ante tal pregunta no había otra respuesta más que un emocionante Sí. Y fue así como Dios permitió que Wilmer tomara su costoso tratamiento, aunque yo no contaba con los recursos para pagar el mismo. Este tratamiento tuvo una duración de varios años.

PERDIDOS

Un día de esos que me tocaba llevar a Wilmer a hacer sus acostumbradas transfusiones sanguíneas, caminamos tanto que de repente el niño se detuvo y me dijo: *"mami, ¿estamos perdidos?* Eran las 5 de la mañana cuando salimos de casa rumbo al hospital, me dirigí a la parada del autobús, para esperar uno que fuera en dirección a mi destino, pero yo vivía en un lugar en el que el transporte no era una de sus fortalezas. Pasé mucho tiempo esperando que pasara un autobús que tuviera lugar disponible para nosotros, pero al ver que todos pasaban llenos, decidí caminar hasta la parada principal de donde salían los autobuses.

Te comparto esa experiencia porque al igual que mi hijo, que pensaba que yo no sabía para donde iba, muchas veces nosotros pensamos que Dios no sabe hacia dónde nos dirige, caminamos tanto en dirección al destino que queremos llegar, que insinuamos que el Señor está perdido. Sin embargo, los caminos de Dios pueden ser largos, el Señor nos puede permitir pasar por senderos oscuros, pero siempre son los mejores caminos, yo no tenía duda alguna porque yo conocía mi destino final, Dios también sabe hacia dónde nos dirige. El Señor conoce el destino final al que te quiere hacer llegar, por eso no hay nada que temer, incluso cuando te sientas perdido y no veas salidas, confía en su sabiduría y ten la certeza de que tú vas a ganar la guerra que libras, si en cada batalla te agarras con fuerzas del brazo protector de aquel que creó el universo y todo cuanto existe.

¿Crees que tu problema es algo grande para el creador del mundo? Vive sin límites, el miedo a perdernos, y encontrarnos en un lugar sin salidas nos paraliza a tal punto que obstaculizamos las bendiciones divinas. Debemos aprender a caminar por las sendas que Dios va a abrir delante de nosotros para hacernos volar más alto que nuestros problemas.

PROCESO PERSONAL

Un día, parada frente a la puerta de emergencia del hospital, llena de la angustia que produce el no saber cuál será la voluntad de Dios, si te dejará tu hijo o retirará su aliento y lo pondrá a descansar, miré las personas que pasaban por la calle, miré los carros que circulaban por la ciudad y me dije: *¿Por qué el mundo sigue girando si mi mundo se paró?* Ese pensamiento era tan fuerte, que las personas y los vehículos que pasaban delante de mis ojos yo los veía en cámara rápida. Ese día entendí que tu proceso es algo que te pertenece solo a ti, que es algo muy íntimo; hay muchas cosas que podemos expresar, pero hay una larga lista de sentimientos y emociones que ninguna otra persona a parte de ti misma puede comprender. Los amigos y familiares se pueden interesar en tus problemas, pero muy pocas veces pueden solucionarlos, pues ellos también forman parte de este mundo oscuro llamado tierra, ellos no pueden resolver sus propios problemas. Muchas veces nuestras situaciones sobrepasan los límites de nuestro propio entendimiento y no logramos comprender el porqué de las cosas, pero si de algo debemos estar seguros es que no solamente hay un porqué, sino que también hay un para qué, y es ahí donde debemos escudriñar a profundidad, para aprender las lecciones que nos toca aprender, para pasar al próximo escalón en la escalera del aprendizaje que estamos tomando mientras estemos en esta tierra.

Quizá en este momento estés pasando por unas de esas etapas difíciles de la vida, y tú al igual que yo te hagas la pregunta: *¿Por qué el mundo sigue girando si mi mundo se paró?* Son muchas las razones que pueden llevarte a este sentimiento: Un divorcio, la muerte de un ser querido, una crisis económica, incluso ese pasado que te persigue y no te deja avanzar, esas ataduras mentales de las cuales quieres liberarte, y con las cuales has luchado toda tu vida… desconozco tu situación, pero conozco al único que hace de lo imposible algo posible.

¿Por qué vivir esclavo de las circunstancias si puedes ser liberado por aquel que venció la muerte? Libérate de todo pensamiento que te impida ver la victoria que Dios tiene para ti.

WILMER ME PIDIÓ SU BAUTIZO

Un día estando Wilmer y yo acostados en la cama, una tarde cualquiera se convirtió en un día extraordinario, recuerdo que ese día era miércoles y que el sábado siguiente habría bautismo, y Wilmer lo sabía, él me miró y me dijo: *"Mami yo sé que yo voy a los médicos, pero que no son ellos que me sanan, yo sé que Jesús me puede sanar con su sangre"*, luego me dijo que él quería ser bautizado en el bautizo que se haría el sábado siguiente. Por un momento no supe qué decir, él tenía 8 años y yo me preguntaba si él sabía realmente lo que estaba diciendo, y si a su edad era prudente pasar por el bautismo, pero luego me dije que yo no era quien para impedirle a una persona pasar por la experiencia de entrar en relación íntima con Jesús, así que él fue bautizado a los 8 años. En este momento él tiene 15 años de edad y sigue en los caminos de Dios, su fe crece cada día más, y la mía también.

Son muchas las cosas que Dios me enseña a través de él, aquí te comparto una de las más recientes: Mi familia fue tocada por el Covid-19, pero Dios permitió que Wilmer no fuera infectado, como él era el único que no lo tenía, el resto de la familia hacíamos todo el esfuerzo posible para mantenernos lejos de él, sin embargo él insistía en estar cerca de nosotros, un día yo intentando que él entendiera las razones por las que no podía estar cerca de nosotros le dije: *"Por favor obedece cuando te decimos que te mantengas lejos de nosotros porque tú tienes una condición de salud, y si te da el Covid-19 será muy peligroso para ti, tu puedes morir y yo estaré muy triste si te mueres"*, su respuesta me puso a reflexionar por varios días, él me dijo: *"mamá dime algo, cuando yo me voy a dormir en las noches, ¿estas triste?* le dije que no, luego me preguntó: *¿Jesús nos va a resucitar cuando él venga?* Le dije sí claro; *¿entonces porque te pondrías triste si yo muero si sabes que solamente dormiré? Si tengo que morir pues muero y ya.*

Si viviéramos al nivel de la fe que profesamos, muchas de nuestras preocupaciones desaparecieran, si no buscáramos tan solo las ventajas terrenales y miráramos más allá de nuestra realidad inmediata, cuan diferente pudieran ser nuestras expectativas. Decimos que esta tierra no es nuestro hogar, sin embargo, construimos cada peldaño de nuestra existencia en las arenas movedizas de los cimientos de esta tierra. Que Dios nos ayude a vivir con la certeza de que, no importa que tan difícil sea esta vida, la que nos espera vale el precio que estamos pagando.

VIVE EN POSITIVO

Un día que un amigo me visitaba en casa, me dijo: deberías hacerle un cambio a tu casa, lo miré y le dije *"eso viene"*, es una frase muy usada por mí; pero esa no es la parte más importante de lo que te quiero contar, lo realmente importante fue la respuesta de mi amigo, él me dijo: *"Eso me gusta de ti, que tú siempre estás positiva, para ti las situaciones siempre van a mejorar"*, y efectivamente así es, siempre pienso que cosas mejores van a llegar a mi vida. Como todo ser humano, tengo un tornillo de negatividad dentro de mi cerebro, pero también poseo un alicate para ajustarlo cada vez que se afloja, y ahí está la clave del pensamiento positivo. Los pájaros pueden volar sobre tu cabeza, pero no hacer nido sobre ella, cuando los pensamientos derrotistas te invaden, tienes el poder de hacerlos salir de tu mente. Hay una técnica que me gusta usar llamada: El pensamiento opuesto, consiste en cambiar al instante un pensamiento negativo por uno positivo. Todo en lo que te enfocas crece, esto es fabuloso si aprendes a usarlo a tu favor. El día que amaneces con un pensamiento negativo usa esta técnica para cambiar a una actitud positiva, canta, recuerda todas las bendiciones que el cielo ha derramado sobre ti, lee algo positivo, escucha un audiolibro mientras haces tus actividades del día. Entrar información positiva a tu mente es la mejor forma de hacer salir una actitud derrotista. Sin importar las circunstancias, nunca olvides que todo es pasajero, que tu calvario puede ser largo, pero no eterno. Jesús nos dice que aquí tendremos aflicción, pero que no temamos porque él ya venció al mundo.

En medio de cualquier crisis por la que puedas estar pasando, aún si estás parado en la puerta de la incertidumbre y el dolor, aun cuando todas las luces de tu mundo fueron apagadas, a pesar de caminar y caminar y sentir que solo das vueltas en círculo, ahí cuando sientes que tu vida no avanza y que nada sale bien, cuando has caído tan bajo que por más voces que das sientes que el cielo ya no te escucha, cuando ese momento llega a nuestras vidas es porque lo más importante no es que las circunstancias cambien, sino que es el momento de que cambiemos nosotros. Damos vueltas en círculo porque Dios nos construye interiormente en cada vuelta, nos toca a nosotros decidir cuantas vueltas queremos dar hasta que por fin empecemos a caminar en línea recta. No se camina en línea recta dándonos por vencidos, quejándonos de las circunstancias, acusando a Dios o pensando que todo anda mal menos nosotros, caminamos en línea recta viviendo en positivo sin importar que tan difícil sean las circunstancias.

Wilmer me recuerda que lo peor no es morir sino existir sin vivir, sin saber que podemos en Cristo Jesús, superar cada una de nuestras situaciones difíciles. Para salir victoriosos de una situación no siempre la misma debe ser resuelta; me explico, por ejemplo: Podemos salir victoriosos de un proceso de divorcio cuando has dado el todo por el todo por salvar tu matrimonio y aun así tu pareja decide que quiere romper la relación, podemos salir victoriosos con la paz que da el deber cumplido, con saber que no se terminó por ti sino que la separación se hizo porque debemos respetar el derecho que tiene cada ser humano de decidir para bien o para mal el rumbo que le da a su vida. Yo pasé por la desagradable batalla emocional que se libra cuando estás dando el todo por el todo para que tu matrimonio salga a flote, y la otra persona no tiene intención alguna de salvar su matrimonio. Un día alguien me preguntó que cuáles fueron las causas de mi divorcio, esto fue lo que le dije: *"Yo soy un poema y mi ex no sabía leer"* ¿Por qué vivir cargando en nuestra conciencia las culpas de los demás?

El Señor nos dice en su Palabra: *"todo tiene su tiempo debajo del sol, tiempo para reír y tiempo para llorar"* (Eclesiastés 3). Claro que se vale caerse, llorar y reclamar a Dios, pero una vez hecho esto, hay que levantar la cabeza y caminar mirando al futuro maravilloso que Dios tiene para nosotros. En el paquete que adquirimos al nacer en este mundo de pecado, el dolor viene incluido, pero la amargura del alma es opcional. A través de la historia he visto tantas personas superar sus circunstancias y montarse sobre ellas para aprender a volar, que no me queda más que pedir a Dios que aumente mi fe para que en su nombre pueda yo salir victoriosa de todas mis batallas.

Hoy es un excelente día para que hagas tuya esta bella promesa que nos dejó nuestro Señor Jesucristo: *"yo os daré la paz que sobrepasa a todo entendimiento"*. El Señor nos capacita a la medida en que vamos ampliando nuestros límites mentales y emocionales, deja que él te llene de su Poder transformador y verás lo rápido que te puedes vaciar de los llamados fracasos. Cuando vives sin límites, recibes sin límites las inagotables bendiciones que el cielo ya tiene preparadas para ti.

MENSAJEROS CELESTIALES

La misericordia de Dios es infinita y su amor no tiene fin, en mi experiencia de vida, en muchas ocasiones he sentido que todos los caminos estaban cerrados, creo que todos nos hemos sentido así en algún momento, parados frente a los cuatro puntos cardinales y sin encontrar salidas inmediatas que nos puedan ayudar a resolver situaciones urgentes; pero Dios siempre tiene una puerta lista para bendecirnos. He visto su mano obrar de manera maravillosa, lo he visto abrir puertas que claramente no habrían podido ser abiertas sin un toque de su misericordia. Ahora te voy a compartir algunas de esas puertas que Dios abrió para mi familia, son situaciones comunes y corrientes en la vida de cualquier persona que está pasando por una crisis económica, pero que cuando las estás viviendo son momentos difíciles. Lo que quiero remarcar en estos pequeños testimonios es que Dios pone personas maravillosas a nuestro lado para bendecirnos, por ende, tú también tienes a tu lado amigos que Dios va a usar para derramar su misericordia sobre tu vida. Pero tú también debes ser una de esas personas que Dios use para bendecir a otros, te invito a ser parte de los mensajeros celestiales.

En una de esas tantas ocasiones en las que yo me atrasé con el pago de la casa, la esposa del dueño de la casa se acercó a mí y me dijo: *"mi esposo está esperando el pago de la casa"*, estas son las palabras que uno no quiere escuchar cuando no tiene ni para comer, mucho menos para pagar la casa, pero luego me dijo: *"toma, te voy a prestar este dinero para que pagues la casa"*, es evidente que solamente Dios actuando en el corazón este acto podía ser posible.

Vi esa acción como sacarse dinero de un bolsillo para ponerlo en otro, pues ella también es dueña de la casa; acepté el dinero que ella se ofreció a prestarme y pagué la casa. Nunca he olvidado este hecho, momentos como este me hacen ver la magnitud del cuidado protector de nuestro amante Padre Celestial.

Esa ocasión no fue la única en la que yo me atrasé en el pago de la casa, pero Dios siempre abría una puerta diferente para gloria de su nombre.

Nunca dudes que Dios está al pendiente de cada una de tus necesidades más íntimas y anhelos más profundos, tan solo *"deléitate en Jehová y él te concederá las peticiones de tu corazón"*. (Salmos 37:4). Día tras día yo iba ante el Todopoderoso pidiendo bendiciones económicas, súplicas sin aparentes respuestas agobiaban mi alma, solamente yo y Dios conocemos a cabalidad la magnitud de la escasez de aquellos tiempos, fueron momentos muy duros. En una ocasión mi hija Hillary enfermó del estómago por la falta de alimento, sin embargo, yo siempre les decía a los niños que éramos ricos, nunca inculqué en ellos una posición de pobreza mental a pesar de poseer pocos recursos materiales. Hoy mi hija y yo reímos al recordar una frase que ella me dijo cuando tenía unos 7 años; un día ella abrió la nevera y me dijo: *"¡mira eso, una nevera vacía en una casa en la que supuestamente somos ricos!"*. Hoy ella tiene 19 años, y da gracias por todos esos pensamientos positivos que yo le inculqué a pesar de los malos momentos que vivimos, ahora ella puede ver que la falta de dinero no es pobreza, sino tan solo una parada de la existencia en este camino que nos lleva a la vida.

No sé cuál sea la parada en la que estés en este momento, quizás la parada de la enfermedad, o la parada de un divorcio, o la parada de pasar por la pérdida de un ser querido; quizás el banco te está acordando que ese bien material que tienes no es tuyo sino de él y que pronto hará posesión de este bien si no pagas las cuotas que tienes pendientes, tal vez tienes un hijo en las drogas y no ves salida alguna para él, quizás tu escasez no es física sino emocional. Existen miles de crisis en este mundo, pero yo tengo la certeza que una sola es la solución para todos los males de la humanidad: Caer de rodillas delante de nuestro Creador, y doblegar nuestra alma ante su amor y misericordia. *"En él encontrarás la paz que sobrepasa a todo entendimiento, Él es el único que puede multiplicar las fuerzas del que ninguna tiene".*

No te dejes derrotar por las circunstancias, úsalas como una escalera que te lleve hacia la victoria, úsalas como un puente que te una con la fuerza interior que llevas en ti y que, cuando la uses a tu favor harán de ti una persona más fuerte. Los momentos difíciles son los escalones que nos hacen alcanzar las alturas de un carácter más elevado.

No te quejes ante ningún ser humano, solamente lleva tus súplicas a Dios, los que se quejan son víctimas de las circunstancias, pero los que aceptan sus situaciones y aprenden a caminar por encima de ellas son protagonistas de sus propias historias. En tus manos está la decisión de ser una víctima o ser el protagonista de la historia que cada uno de nosotros construye en nuestro paso por este mundo.

Cuando uno no tiene para comer y pagar la casa, es evidente que tampoco tiene para pagar el colegio, es triste ver llegar a tus hijos con una nota que dice que si no pagas, el niño será retirado del colegio. La dueña del colegio donde estudiaba Hillary me aguantó un tiempo, pero después de más de 6 meses de atrasos se vio obligada a parar a Hillary, ella perdió ese año escolar y luego cuando pude pagar, ella regresó al colegio. Le agradezco al Señor y a la dueña del colegio, porque a pesar de que perdió ese año escolar, le permitió hacer dos cursos en un año y de esta manera recuperar el año que había perdido.

El enemigo usará todas las oportunidades que él tenga para llevar nuestras vidas al fracaso, en el tiempo que Hillary estuvo fuera del colegio, fue presionada socialmente por el hecho de no asistir a clases. Como ya sabes, la sociedad intenta por todos los medios hacernos vivir en un mundo universal, pero cada mundo es único, porque cada quien es un ser único y las circunstancias de cada persona también son diferentes. Para mucha gente era inconcebible que ella no estuviera recibiendo la educación intelectual de esta tierra, sin saber que la educación más importante que podemos dar a nuestros hijos es la formación de una mente sana y un carácter elevado. Muchas personas opinan en las vidas de los demás sin saber a fondo las causas que llevan a la otra persona a actuar como actúa. El enemigo usó esa presión social para instar a Hillary al suicidio, le agradezco a Dios que me ha dado la sabiduría para educar a mis hijos, y si algo siempre le he brindado en abundancia es una relación de confianza. Hillary me dijo los pensamientos que le estaban viniendo a la cabeza, y gracias al Señor eso no pasó a mayores, oramos y el Señor disipó todos esos malos pensamientos; el enemigo le decía que era mejor que estuviera muerta porque yo tenía muchos problemas económicos y que ella representaba un problema más.

El enemigo siempre te va a presentar opciones en medio de tus dificultades, pero no las escuches recuerda siempre que tú eres tan valioso que Dios se hizo Hombre y murió en la cruz del calvario para que hoy tú tengas la oportunidad de vivir por la eternidad.

El que no escatimó ni a su propio Hijo, sino que lo entregó por todos nosotros, ¿Cómo no nos dará también con él todas las cosas? (Romanos 8: 32)

En los momentos más difíciles, esos que parecían los más miserables y desoladores, en realidad han sido los más enriquecedores de toda mi vida, porque me dieron la oportunidad de sentir la presencia de Dios, y me permitieron vivir una experiencia espiritual que no hubiera sido posible en circunstancias más favorables.

Muchas veces creemos en el Poder de Dios, pero dudamos que su Poder se haga efectivo en nuestra vida. Es fácil decir Jesús murió por la humanidad, en vez de personalizarlo y decir: "Jesús murió por mí", es más fácil juzgar a los que lo crucificaron que asimilar que si llevo una vida de pecado yo lo crucifico cada día. En fin, es más fácil la teoría que la práctica.

¿Qué tal si a partir de hoy le permites al Señor que su voluntad se manifieste en tu vida, entregando todas tus situaciones y creyendo que él no solo hace milagros en la vida de los demás, sino que también está dispuesto a manifestar su Poder en tu vida?

Si tienes un testimonio que te gustaría compartir con el mundo no dudes en contactarme, tu testimonio puede ser parte de mi próximo libro.

Al inicio del libro te dejé los medios a través de los cuales me puedes contactar.

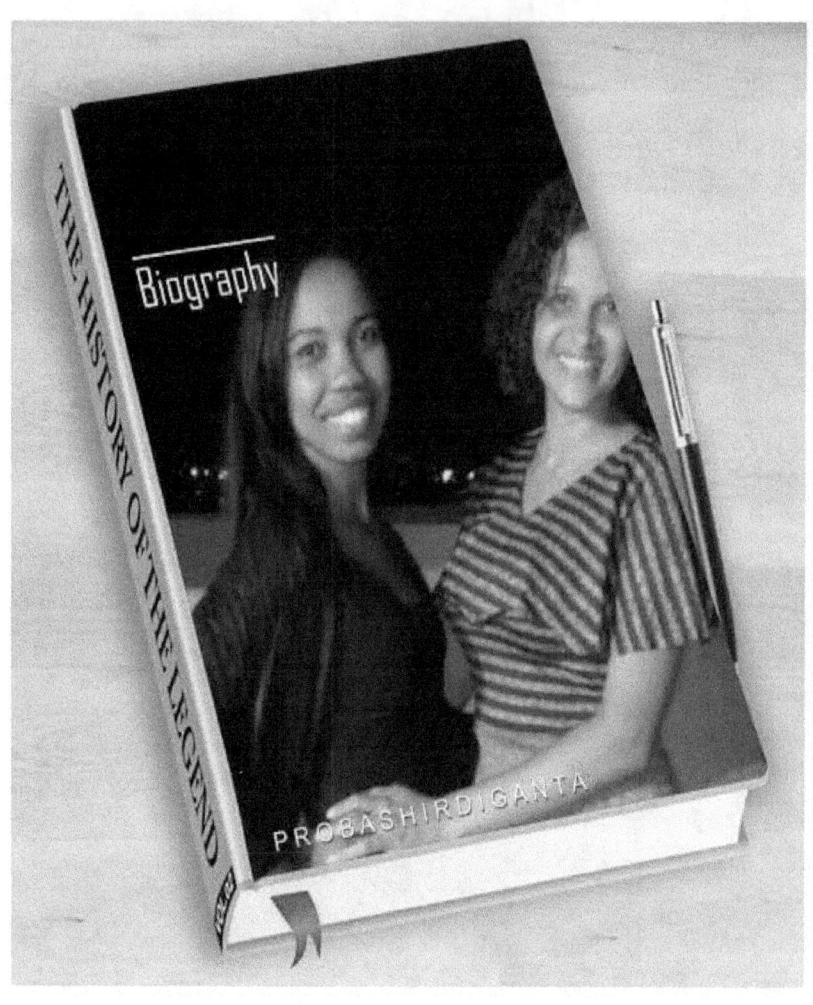

Masiel Ferreras, la amiga de la que les hablé en mis agradecimientos, algún día haremos la biografía de nuestra amistad.

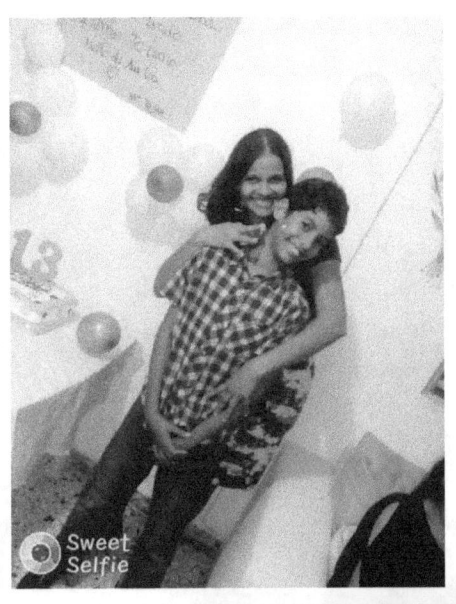

Celebrando la vida que Dios se place en regalarnos.

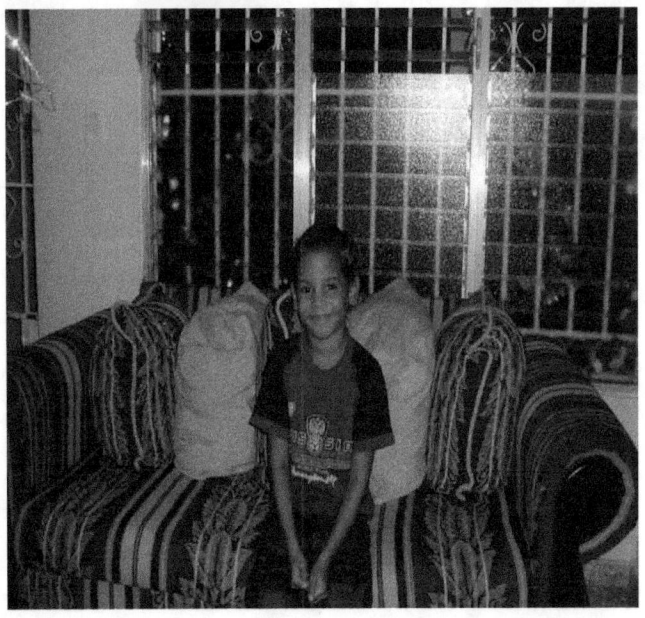

Wilmer en la casa de mi amiga Yudit, la amiga que me acompañó al hospital cuando murió mi hijo Adrián.

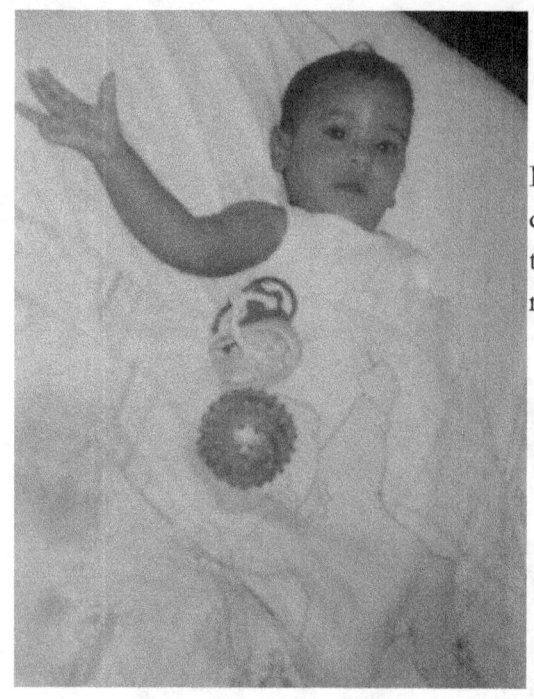

Wilmer en el hospital. Esa fue la primera vez que fue hospitalizado, tenía para ese entonces 5 meses.

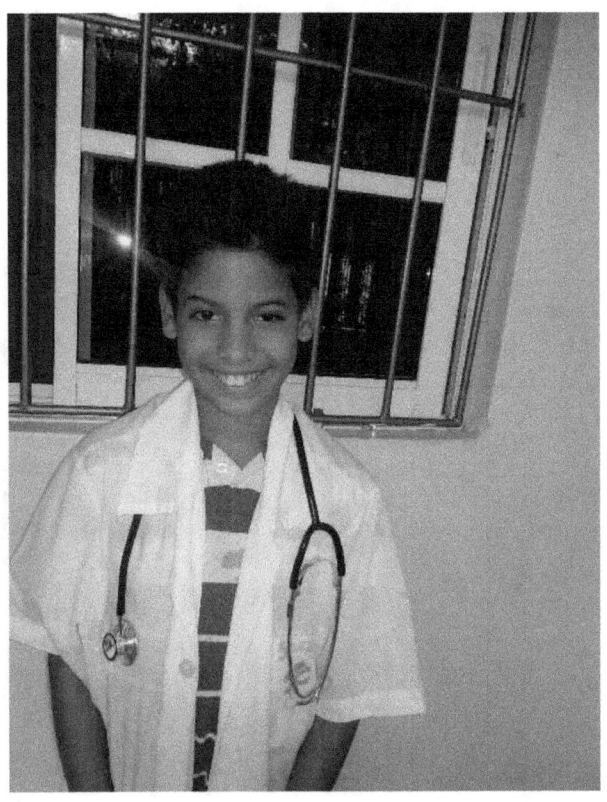

Wilmer preparado para participar en una programación de nuestra iglesia, y con toda la alegría que lo caracteriza.

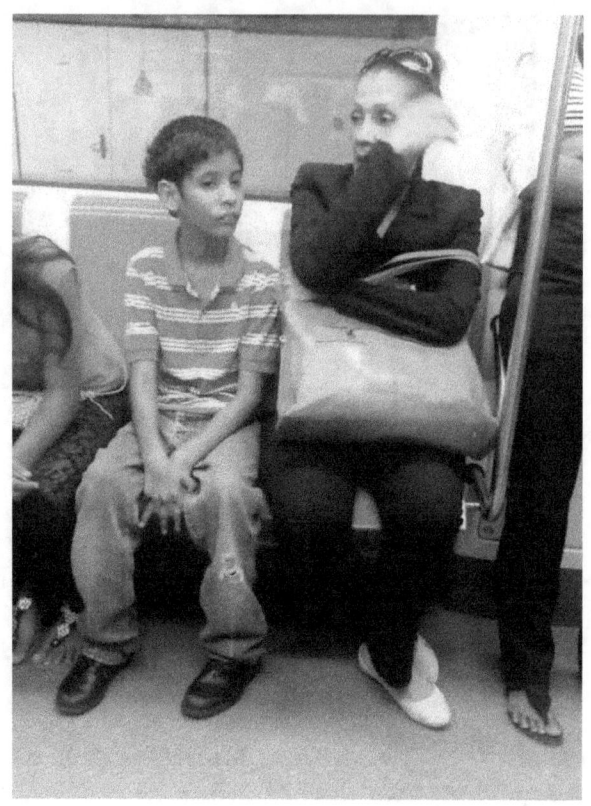

Wilmer en el Metro de Santo Domingo, camino a la casa después de pasar por el proceso de la transfusión sanguínea. Aquí era que él hacía la crisis de rechazo a las transfusiones sanguíneas.

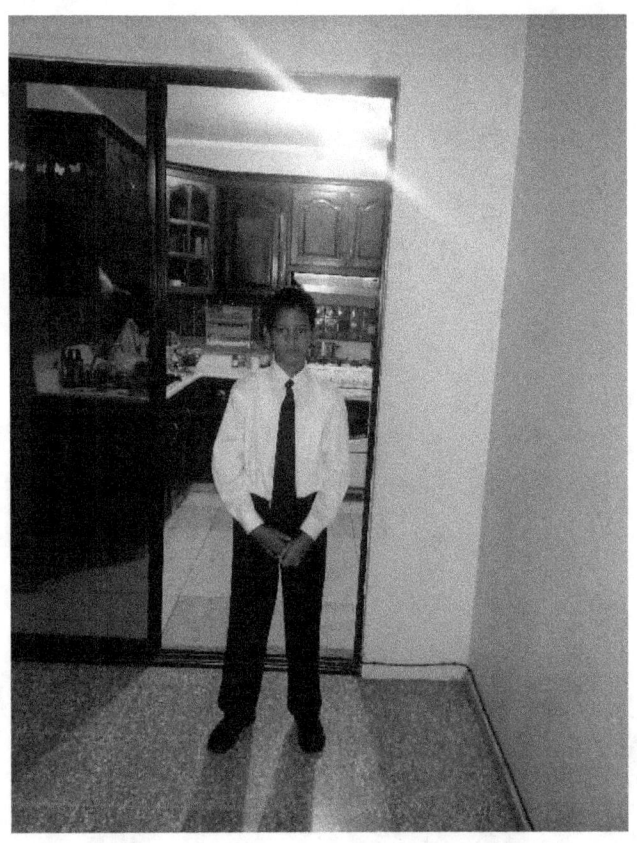

En nuestro hogar, listo para ir a la iglesia a nuestra acostumbrada cita de cada sábado.

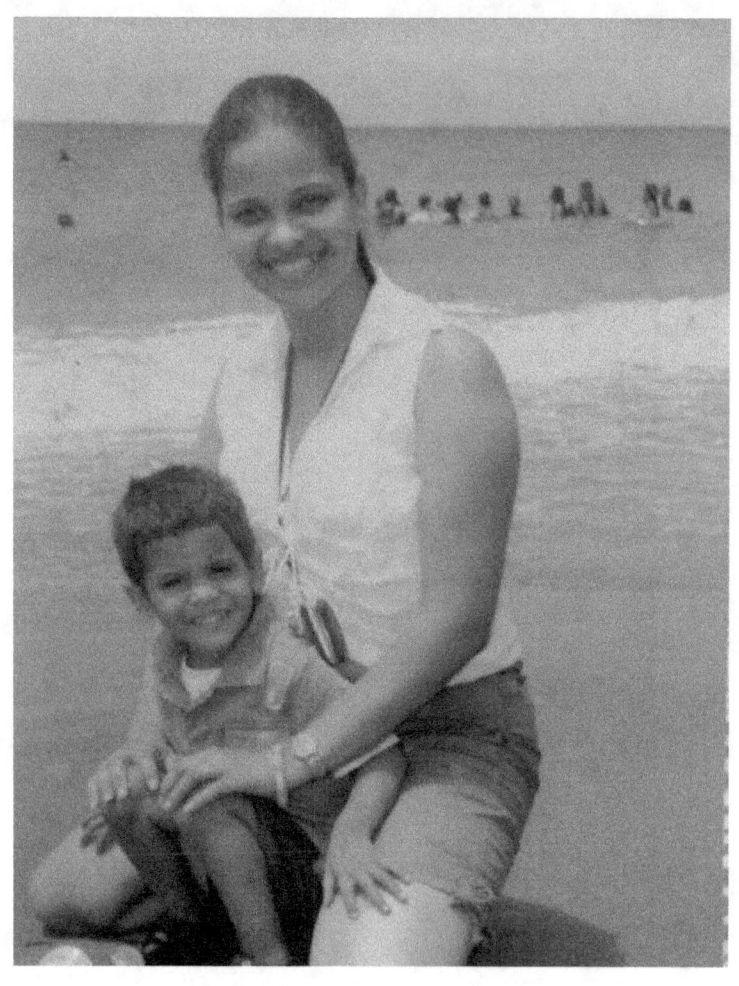

Disfrutando de una de las bellas playas de mi país, República Dominicana.

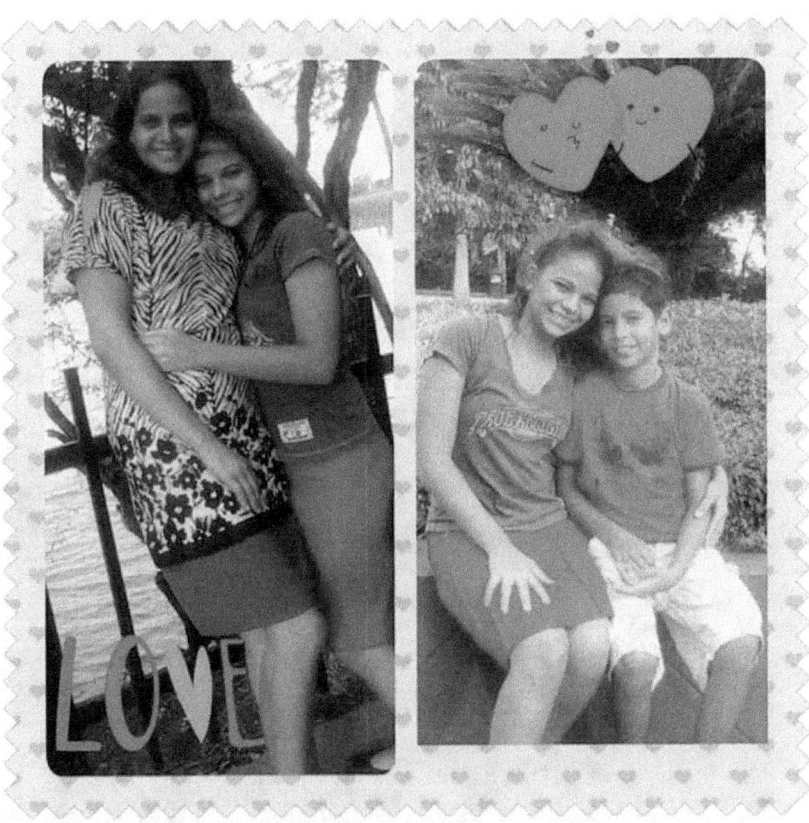

Mis dos tesoros. En los momentos cuando ya no tenía más fuerzas para seguir luchando, ellos fueron el móvil que Dios usó para levantarme y hacerme volar tan alto como un águila.

Volar por encima de mis circunstancias es la experiencia de fe que hoy me hace caminar con certeza y firmeza en medio de un mundo incierto.

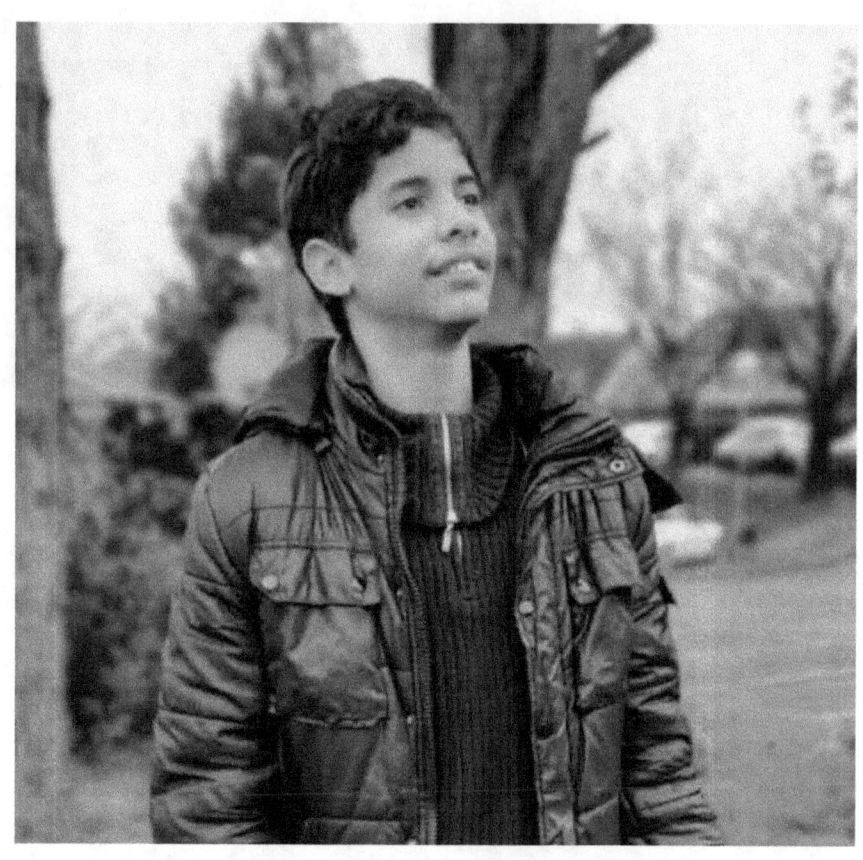

En la iglesia de Pontoise en Francia, alabando a nuestro Dios como cada sábado, ahora con 15 años y muchas bendiciones.

En un próximo libro te contaré cómo el Señor nos trajo a este país, y cada uno de los milagros que recibimos de parte del cielo para que hoy Wilmer pueda tener un tratamiento digno y su salud esté en total control, primero por Aquel que todo lo puede y también por los médicos que él ha provisto para bendecir a Wilmer.

www.ingramcontent.com/pod-product-compliance
Lightning Source LLC
Chambersburg PA
CBHW070820220526
45466CB00002B/729